Presoterapia Y Mesoterapia

María Leal

Índice

1. Información General

La estética es una de las principales preocupaciones de las mujeres, especialmente, se sientes preocupadas por temas como la celulitis, la retención de líquidos y la acumulación de grasa localizada. Conseguir un cuerpo bonito y definido no es tan difícil. Si la dieta y el ejercicio ya no surten efecto, aún existen tratamientos estéticos como la cavitación, la presoterapia o la mesoterapia. Todos ellos te ayudarán de una u otra manera a conseguir el cuerpo perfecto.

Los precios de los tratamientos dependen de muchos factores. En primer lugar, de si has elegido la mesoterapia o la presoterapia y en menor medida de los centros, la cantidad de sesiones, y la calidad del tratamiento. Siempre debes asegurarte que elijes el centro o el especialista de mayor calidad y más cualificado. Sólo así podrás asegurarte un buen resultado.

Ni la presoterapia, ni la mesoterapia son tratamientos para bajar de peso. Piensa que ese es un esfuerzo que debes hacer tú sola. Nuestro consejo es que lo intentes con dietas y ejercicio. Una vez hayas alcanzado tu peso ideal, podrás utilizar los tratamientos estéticos para librarte de las imperfecciones como la celulitis, la grasa localizada, la retención de líquidos... en definitiva, con estos tratamientos conseguirás una figura más estilizada.

1.1 Retención de líquidos

La retención de líquidos aparece debido al siguiente proceso. El sistema linfático es una red de tubos por todo el cuerpo que drena el fluido (los líquidos, llamados linfa) de los tejidos. Estos líquidos desembocan de nuevo en el torrente sanguíneo. La retención de líquidos (edema) se produce cuando el líquido no se elimina de los tejidos.

¿Cuáles son las causas que provocan la retención de líquidos? La amplia gama de causas por las que se tiene retención de líquidos incluye la reacción del cuerpo al calor, un alto consumo de sal y las hormonas asociadas con el ciclo menstrual. Sin embargo, se recomienda que se consulte al médico en lugar de realizarse auto-tratamientos ya que la retención de líquidos puede ser un síntoma de problemas médicos serios que afecten a órganos tales como corazón, riñón o hígado.

Síntomas de la retención de líquidos

Si crees que puedas tener retención de líquidos, existen procedimientos que pueden ayudarte como por ejemplo la presoterapia o la cavitación, pero antes que nada, debes comprobarlo revisando los siguientes síntomas:

- Hinchazón de las partes del cuerpo afectadas.
- Los pies, los tobillos y las manos son comúnmente afectados.
- Dolor en las partes del cuerpo afectadas.
- Las articulaciones pueden sentirse rígidas.
- Aumento rápido de peso en pocos días o semanas.
- Fluctuaciones de peso inexplicables.
- Cuando se presiona, la piel puede mantener la marca durante unos segundos (edema con fóvea).

Causas de la retención de líquidos

Piensa que, en el caso de que tengas retención de líquidos, puede ser algo pasajero. Las mujeres por ejemplo, retienen líquidos durante la menstruación. Algunas de las muchas causas comunes de retención de líquidos son:

- Permanecer durante mucho tiempo de pie.
- El clima caliente. El cuerpo tiende a ser menos eficiente en la extracción de líquido de los tejidos durante los meses de verano.
- Quemaduras, incluyendo las de sol. La piel retiene líquido y se hincha en respuesta a las lesiones por quemaduras.
- Ciclo menstrual. Algunos edemas de las mujeres aparecen en las dos semanas antes de la menstruación.
- Embarazo. Las hormonas animan al cuerpo a retener el exceso de líquido.
- La píldora. Los métodos anticonceptivos orales que contienen estrógeno pueden provocar retención de líquidos.
- Una dieta deficiente. Como tomar insuficientes proteínas o vitamina B1 en la dieta.
- Algunos medicamentos incluyendo medicamentos para alta presión arterial, los corticosteroides y fármacos antiinflamatorios no esteroideos son conocidos por causar retención de líquidos.
- La insuficiencia venosa crónica. Las válvulas que debilitan las venas de las piernas no vuelven de manera eficiente de sangre al corazón.

Para terminar con la retención de líquidos existen una serie de medidas y consejos que puedes tomar y que te ayudarán a la hora de eliminar líquidos retenidos:

- Reducir la cantidad de sal en su dieta, por ejemplo, no añada sal durante el proceso de cocción y no pongas sal a las comidas en la mesa.
- Evite los alimentos como las patatas fritas y cacahuetes salados. Tenga cuidado con los alimentos procesados, como carnes manufacturadas.

- Existen tratamientos como la presoterapia y la cavitación, que pueden ayudarte a eliminar líquidos.

- Toma vitamina B6 (piridoxina) se cree que ayuda en casos de retención de líquidos leve. Buenas fuentes de vitamina B6 son arroz integral y la carne roja.

- Toma vitamina B5 (ácido pantoténico), calcio y vitamina D. Ayudan al cuerpo a excretar el exceso de líquidos.

- Incluye frutas y productos lácteos bajos en grasa en su dieta diaria.

- Los suplementos pueden ayudar en el caso de la retención de líquidos causada por el ciclo menstrual: por ejemplo, calcio, magnesio, manganeso, aceite de onagra y el árbol casto.

- Bebe mucha agua. Puede sonar contradictorio, pero un cuerpo bien hidratado es menos probable que retenga líquido.

- Reduce el consumo de bebidas deshidratantes como el té, el café y el alcohol.

- El jugo de arándano tiene una acción diurética suave.

- Recuéstate con las piernas por encima de su cabeza, cuando sea posible.

- Haz ejercicio regularmente.

- Usa medias de compresión o fajas como soporte.

1.2 Drenaje Linfático

El drenaje linfático es una técnica de tratamiento en el que se usa una prenda de compresión especialmente diseñada para crear una presión gradual modulada en las zonas a tratar. El tratamiento mejora la circulación, por lo tanto, el drenaje linfático ayuda a disminuir la sensación de pesadez, cansancio e hinchazón que a menudo están asociados con la retención de líquidos.

Los beneficios del drenaje linfático son la mejora de la circulación, el aumento de la eliminación de líquidos, disminución de las varices, disminución del edema y la retención de líquidos, disminución de la sensación de pesadez, cansancio e hinchazón en la zona o zonas a tratar, disminución de la aparición de arañas vasculares y la disminución de los depósitos de grasa. En definitiva, unas piernas más atractivas.

¿Para qué está indicado el drenaje linfático?

Si tienes retención de líquidos, lo mejor es practicar un drenaje linfático, sobre todo si ya has hecho algún tratamiento como la presoterapia. ¿Quieres saber para qué más sirve el drenaje linfático? Lee atentamente y si tienes algunos de los síntomas significa que no te vendría mal realizarte un drenaje.

- Piernas cansadas o pesadas al final del día.
- Presencia de arañas vasculares o las primeras etapas de las venas varicosas
- El edema y el exceso de retención de agua o hinchazón
- Celulitis excesivo o depósitos grasos no deseados
- Después de la mastectomía linfedema (con la aprobación del médico solamente)
- Pre y post liposucción

El exceso de líquido puede tener consecuencias muy negativas. Los mejores resultados se logran cuando los tratamientos se realizan de forma regular. Si bien las recomendaciones pueden variar, se aconsejan de 2 a 3 tratamientos por semana hasta lograr los resultados deseados. En ese momento será en el que se establezca un programa de mantenimiento. Si tienes dudas sobre cómo se realiza el drenaje linfático, de su efectividad, o de las consecuencias, lo mejor será que preguntes a un experto en la materia, por ejemplo, un médico.

El drenaje linfático es una técnica que se utilizar como la combinación perfecta después de haberse realizar un tratamiento de presoterapia o mesoterapia. Estos dos tratamientos ayudan a la buena circulación de la sangre y a la eliminación de líquidos de modo que realizarse un drenaje es el complemento ideal para este tratamiento.

1.3 Cómo ayuda la presoterapia al drenaje linfático y a la circulación sanguínea

La presoterapia mejora la circulación sanguínea y el drenaje linfático. La presoterapia es ampliamente utilizada hoy en día en salones de belleza, en los hospitales y en clínicas de salud con el fin de impulsar el drenaje linfático y la circulación sanguínea.

El dispositivo utilizado se compone de prendas de presoterapia neumática (botas, mangas de brazo o el cinturón abdominal) y una máquina conectada a las prendas inflables con tubos de aire. Estos se inflan y desinflan rítmicamente con aire proporcionado por la máquina, de esta manera ejercen diferentes grados de presión sobre las zonas a tratar.

Al inflarse las prendas, la sangre y la linfa, cargados de toxinas y residuos que figuran en las venas y los vasos linfáticos se empujan hacia el corazón. Cada vez que la prenda se desinfla, la sangre y la linfa desde los tejidos permiten la entrada en los vasos linfáticos y venas. Esta linfa o sangre es empujada de nuevo hacia el corazón en el siguiente ciclo de inflación, etc. En última instancia, las toxinas y productos de desecho son eliminados por el cuerpo a través de los riñones y el hígado.

Además, la compresión y descompresión rítmica también aumenta el flujo arterial, lo que oxigena y nutre los tejidos de las piernas y los brazos que sufren de mala circulación.

En efecto, la presoterapia produce una onda de presión entre los pies y las piernas (o las manos y los brazos) que efectivamente estimula el flujo arterial, el drenaje linfático, el retorno venoso y la desintoxicación, lo que ofrece una valiosa ayuda a los cuerpos cansados, hinchados, a los pies pesados, pantorrillas, rodillas, muslos y las caderas (o las manos, antebrazos y brazos, respectivamente).

La presoterapia representa un costo y una solución de tiempo eficaz al problema de la retención de agua. Por lo general es mucho más efectiva que algunas técnicas manuales antiguas de masajes de drenaje linfático.

1.4 Vitaminas que ayudan a reducir la celulitis

La celulitis causa en la piel evidentes hoyuelos que forman un desnivel de tejido conectivo de la piel. Esta irregularidad hace que la grasa en la zona aparezca en forma de grumos. Según Howard Murad, autor de La solución de la celulitis, existen ciertas vitaminas que mejoran la elasticidad de la piel y ayudan a reducir la celulitis.

Estas vitaminas están disponibles en forma de suplemento, se pueden consumir a través de alimentos, aplicarse en la piel con aceites enriquecidos en vitaminas y cremas o mediante inyecciones. Cada método es un tratamiento eficaz de la celulitis.

La vitamina B6

La vitamina B6 ayuda al cuerpo a metabolizar los nutrientes que aumentan la elasticidad de tu piel. También ayuda a tu cuerpo a deshacerse del exceso de líquido que pueden hacer que la apariencia de la celulitis más severa. Según Mitchel P. Goldman[1], MD, autor del libro Celulitis: Fisiopatología y Tratamiento, aumento de la ingesta de vitamina B6 en el tiempo ayudará a combatir la aparición de celulitis. Aparte de los suplementos, la vitamina B6 puede ser encontrada en carnes, granos enteros, verduras, plátanos y nueces.

La vitamina C

La vitamina C previene la inflamación y fortalece el colágeno de tu piel. El fortalecimiento de colágeno ayuda a suavizar la apariencia de la celulitis. La disminución de la inflamación disminuirá el exceso de peso alrededor de un área propensa a la celulitis, que a su vez disminuye la severidad de la celulitis. Aparte de los suplementos, una buena fuente de

---

[1] http://www.amazon.com/Cellulite-Pathophysiology-Treatment-Clinical-Dermatology/dp/1439802718

vitamina C son las fresas, naranjas, brócoli, pimiento rojo, col de Bruselas y limón.

La vitamina E

La vitamina E mejora la circulación y aumenta la elasticidad de la piel aumentando la producción de colágeno. Mejora la elasticidad, suaviza los grumos creados por la celulitis y disminuye su apariencia. La aplicación de aceite enriquecido con vitamina E, si se combina con una mayor ingesta de vitamina E, ayuda a reducir la celulitis. Algunos de los suplementos ingeridos fuentes de vitamina E son la batata, la calabaza, nueces, semillas, papaya, brócoli y tomates.

La vitamina A

La vitamina A es un poderoso antioxidante que ayuda a la reparación del colágeno de la piel y los tejidos conectivos. Los tejidos conectivos son una de las causas de la apariencia grumosa de la celulitis. La vitamina A también combate las toxinas previniendo el daño de la celulitis en el futuro. Aparte de los suplementos, las fuentes de vitamina A son la papaya, mango, espinacas, hígado y las zanahorias.

2 Presoterapia

¿En qué consiste la presoterapia? La presoterapia es un tratamiento corporal que se utiliza normalmente para reducir o eliminar la celulitis.

Y ¿Qué es la celulitis? La celulitis consiste en pequeñas bolsas de grasa que se encuentran justo debajo de la superficie de la piel que se traduce en pequeñas protuberancias o muescas en la piel, especialmente en las piernas y los glúteos en las mujeres. El tratamiento de la presoterapia se basa en el concepto de que la estimulación física profunda puede ser capaz de romper la acumulación de bolsas de grasa debajo de la piel y dan a la piel una apariencia más suave.

Salones de belleza o spas son generalmente los lugares más comunes donde se ofrece la presoterapia. La presoterapia es un sistema de compresión controlada, que funciona con bombas de inflar. El dispositivo cuenta con cinco cámaras separadas, que se colocan alrededor de los miembros. Éstos se centran en mover el flujo venoso y linfático, a partir de los tobillos y al pasar a los muslos. Diseñada para aumentar la circulación sanguínea y el flujo linfático, la presoterapia mejora el aclaramiento del líquido extracelular, reduce la hinchazón, inflamación y los edemas, alivia la fatiga de las piernas y mejora el flujo de oxígeno a través de todo el cuerpo. Un técnico entrenado enciende cada cámara, que se llena de aire y envía una ligera presión a cada miembro. La presión simula un masaje profundo que utiliza la presión suficiente para llegar debajo de la superficie de la piel. Cada sesión de presoterapia suele durar unos 30 minutos y se recomienda que se repita cada semana durante ocho semanas.

La presoterapia se puede utilizar en conjunto con algas marinas para desintoxicar, reafirmar, tonificar, mejorar la circulación y aumentar el drenaje linfático. Es una gran alternativa a la liposucción, y puede ir asociada con los tratamientos vacuomobilización de resultados excepcionales.

Los defensores de la presoterapia creen que la presión de la piel y la estimulación profunda pueden ayudar a promover un flujo sanguíneo adecuado. Si la sangre fluye correctamente a través del cuerpo, se cree que es posible prevenir la hinchazón de los tejidos internos del cuerpo, asegurando que están expuestos a tanto oxígeno como les es posible. Recibir suficiente oxígeno puede ayudar a restaurar los tejidos dañados y hacer que la piel se sienta más tersa y evitar que la piel quede floja o suelta.

Además de ser utilizada con fines cosméticos para suavizar la textura de la piel, la presoterapia también puede ser implementada como una opción para ciertas afecciones médicas. Las personas que tienen condiciones médicas que causan mala circulación sanguínea, como la hipertensión o la diabetes, pueden someterse a este tratamiento para tratar de promover un mejor flujo sanguíneo. El flujo sanguíneo adecuado puede ayudar a aliviar el entumecimiento o dolor en las extremidades y prevenir la decoloración de la piel por la falta de flujo sanguíneo.

Los críticos de la presoterapia creen que el tratamiento es innecesario y costoso. Los principales problemas de la terapia para tratar como la celulitis y la mala circulación de la sangre, a menudo pueden ser tratados con otras opciones más asequibles. Realizar actividad física ligera, como caminar o nadar, puede ayudar a reducir la grasa corporal y disminuir la aparición de zonas con bultos de la superficie de la piel. El ejercicio también puede mejorar la circulación sanguínea con deficiente bombeo constante de la sangre por todo el cuerpo.

Cambios en la dieta, como reducir la cantidad de sodio, también puede evitar que el cuerpo retenga agua en exceso y promover el flujo de la sangre y conseguir apretar la piel.

Además, la presoterapia es un tratamiento exclusivo de desintoxicación, que a través de un drenaje linfático eficaz, ayuda a promover el cuerpo de las funciones naturales de compensación toxina. La oxigenación y revitalización del tejido ayuda a adelgazar y redefinir las piernas, el estómago y los brazos al tiempo que mejora el tono de la piel.

- La presoterapia está recomendada para el tratamiento de la celulitis.

- Adelgazamiento y desintoxicantes. La presoterapia es una alternativa segura a la liposucción.

- Está aconsejada para perfilar y remodelar el cuerpo.

- La presoterapia alivia el dolor y la inflamación, y proporciona un confort inmediato.

- Redefine las piernas, el estómago y los brazos al tiempo que mejora el tono de piel.

2.1 Presoterapia para piernas

Casi el 90% de los problemas estéticos y enfermedades en las piernas (redondez, aumento del volumen, pesadez y enrojecimiento) son causados por problemas veno-linfáticos. Para tener las piernas en forma, es obligatorio reducir y combatir estos síntomas. Uno de los tratamientos perfectos para ello es la presoterapia.

La presoterapia para el tratamiento de piernas de los sistemas circulatorio y linfático

La presoterapia ayuda a la circulación local, a disminuir la tensión, el hinchazón muscular, el estrés, el dolor, dilata los vasos, ayuda en el retorno venoso, aumenta la aspersión o el flujo de sangre en los tejidos, proporciona un reemplazo fisiológico para la bomba plantar, la bomba muscular y la actividad elástica de la pared de la vena. La columna de sangre se pone en marcha sin lagunas en la aplicación de presión y sin vía de escape. Este efecto puede resolver el problema de las masas dentro de los vasos sanguíneos estáticos y dañados. La compresión del exterior también permite que el líquido intersticial excesivo vuelva al sistema circulatorio.

Por estas razones, la presoterapia se puede aplicar con considerables ventajas en los siguientes casos:

- Las etapas iniciales de la mala circulación.
- Para la insuficiencia venosa, con efectos que van desde el edema de estasis hasta las venas varicosas reales.

La presoterapia no es capaz de reparar el daño estructural (válvulas principales, la degeneración, de las paredes venosas, flebotrombosis, etc.

La presoterapia también puede ser utilizada para la prevención y el tratamiento de:

Las complicaciones derivadas de la insuficiencia venosa crónica, sobre todo coronas varicosas (dilataciones de las venas alrededor de los tobillos que a menudo preceden a lesiones ulcerosas), lesiones tróficas (pigmentaciones, infiltraciones y atrofia) y, finalmente, ulcus cruris, o úlceras varicosas abiertas o con cicatrices. Este caso requiere una rápida reducción de la estasis local y la aplicación de alta presión, a veces con la ayuda de vendas de presión, en las zonas afectadas.

La presoterapia se utiliza para:

- Duplicar la acción sobre el cuerpo del masaje
- Represión de la sangre a través de la presión lenta y progresiva
- Disminuir telangiectasis (dilatación capilar)
- Drenaje linfático (aliviar el edema o hinchazón de la pierna)
- Proporcionar de inmediato comodidad y ligereza en las piernas.
- Insuficiencia renal. Pobres filtraciones y un desequilibrio hidrosalino, con posible acumulación de grandes cantidades de líquido en los tejidos.
- La insuficiencia cardíaca (conduce a edemas cónicos debido a un efecto de bombeo inadecuado)
- Edema premenstrual. Los edemas durante los períodos menstruales están vinculados a los efectos de la retención de líquido de estrógeno y progestina. La terapia de presión durante estos períodos resuelven rápidamente el problema.
- Celulitis
- Capilares rotos y eritrosis
- Tono de piel pobre y bolsas bajo los ojos.
- Pérdida del tono muscular en pacientes inmovilizados, los discapacitados y la caquexia. Suplente para la estimulación manual para fines tróficos.

Las aplicaciones teóricas principales son:

- Tratamiento del Linfedema
- Compresión pasiva en la patología venosa
- La profilaxis de post-quirúrgicas trombosis venosas profundas
- Tratamiento de las úlceras venosas
- Drenaje del corazón-brazo después de la mastectomía
- El tratamiento de los hematomas después de la cirugía venosa o cirugía plástica estética.
- Tratamiento de la celulitis del linfedema en las etapas iniciales

2.2 Medias de Compresión para Presoterapia

Este artículo te ayudará a entender muchas cosas acerca de las medias de compresión y la retención de líquidos.

Las prendas de compresión graduada ayudan en el recorrido del flujo de la sangre y la linfa de los pies, las pantorrillas, los muslos y las caderas hacia el corazón. De este modo, las medias de compresión graduada ayudan a prevenir la retención de agua, uno de los seis aspectos de la celulitis.

Sin embargo, todas las prendas de compresión aíslan los fibroblastos (las células productoras de elastina y colágeno) de los efectos de la estimulación mecánica y se crea un efecto negativo sobre la firmeza de la piel. La piel flácida es uno de los mayores aspectos de la celulitis y las medias de compresión (similares a las fajas) pueden hacer que la piel se vuelva más flexible si se usa continuamente.

Todas las prendas de compresión inhiben el flujo arterial. Esto se debe a que la sangre arterial se desplaza en la dirección opuesta de la sangre venosa y la linfa, y también contra la presión gradual de las prendas de vestir de compresión graduada. Aunque la compresión graduada ayude en el flujo de la venas/linfa, también mantiene el flujo arterial reducido, teniendo como resultado una mala alimentación de los tejidos. Por todas estas razones, el uso continuo de medias de compresión graduada no es recomendable.

En resumen, las medias de compresión graduadas no ayudan en la eliminación de grasa y líquido, pero inhiben el flujo arterial y disuaden la firmeza de la piel, mejorando la celulitis de algún modo y empeorándola en otros. Puede beneficiar o no, en función del tipo de celulitis que se tenga.

Si la celulitis que se tenga se caracteriza por la gran cantidad de retención de agua en lugar de por la piel floja, estas prendas pueden ser de ayuda. Si se sufre de piel suelta no es aconsejable las medias de compresión graduada.

2.3 Medias de Compresión para Presoterapia

La presoterapia es una técnica sencilla, segura y eficaz de drenaje linfático, y es ideal para el tratamiento de la celulitis y la retención de agua. Sin embargo, el tratamiento varía considerablemente entre las diferentes clínicas y salones de belleza. Esto se debe a que hay decenas de sistemas de presoterapia diferentes disponibles en el mercado hoy en día, algunos de ellos muy eficientes y unos pocos que resultan ser una completa pérdida de tiempo y dinero.

La eficacia del equipo de presoterapia depende de los siguientes cinco factores:

- Superficie de la pierna cubierta por la bota de presoterapia
- Número de compartimentos de inflación
- Gradiente de presión a lo largo de toda la longitud de la bota
- Velocidad de compresión-descompresión
- Resistencia a la compresión

Superficie de la pierna cubierta por la bota de presoterapia

En general cuanto mayor es la superficie de la pierna cubierta por la bota de presoterapia, es mejor. Un ejemplo de las peores máquinas son las máquinas que cubren solamente los pies y las pantorrillas, como es el caso de los sistemas más económicos. No tiene mucho sentido bombear la linfa hasta la rodilla y dejar que el cuerpo haga el resto del trabajo hasta llegar a los ganglios linfáticos inguinales en la pelvis. Para conseguir mejores resultados debería estar cubierta toda la longitud de la pierna, incluyendo la pantorrilla, el muslo y parte de la cadera.

Número de compartimentos de inflación

En general cuantos más compartimentos posea la máquina de presoterapia, mejor será el resultado. Un mayor número de compartimentos permiten una mayor graduación exacta de la presión y por lo tanto es más eficaz el drenaje linfático. Esto hace que mejore la circulación sanguínea. Los cargadores estándar de 3 compartimientos se usan poco. Utilizar de 8 a 10 compartimentos sería ideal. Para los brazos, con 3-5 compartimientos está bien, mientras que 1-2 compartimientos son muy pocos. Para el estómago 3-5 compartimentos están muy bien, mientras que con 1-2 también serían pocos.

Disminución de la presión

Como sucede con los calcetines de vuelo y las medias de presión (similares a las fajas) graduales, se puede querer que el sistema de presoterapia tenga una disminución de la presión añadido a la acción de compresión alternativo que se aplica.

Aunque pueda parecer obvio, lo cierto es que muchos de los sistemas de presoterapia no ofrecen esta disminución, lo que hace posible que la sangre o la linfa fluya de nuevo, exactamente de la misma manera que la sangre y la linfa fluye de vuelta en el caso de la insuficiencia venosa crónica o linfática. El reflujo de la sangre y el flujo linfático no es algo que se desea que suceda en las venas, particularmente cuando no es causado por un tratamiento de presoterapia.

Los calcetines compresores de vuelo ofrecen un diferencia de presión de 10-20 mmHg, mientras que un sistema de presoterapia bueno puede ofrecer 7 mmHg y abarcando más extensión de pierna.

Velocidad de compresión-descompresión

Cuanto más rápida sea la velocidad mejor. Una vez que se bombea una parte de la linfa, se está bombeando la sangre específica del segmento del vaso linfático, y esta porción a continuación, puede aceptar otra parte de la linfa/sangre. El equipo que completa un ciclo de compresión-descompresión en 30 segundos será mucho más eficiente que una máquina de presoterapia más barata o pasada de moda que completa el mismo ciclo de inflación-deflación en 60 o incluso 120 segundos. Además, ahorra tiempo y dinero.

Resistencia a la compresión

Diferentes máquinas de presoterapia aplican cantidades diferentes de presión en las piernas. En términos generales, más presión significa más resultados, siempre de manera razonable. Las máquinas que aplican de 30 a 40 mmHg de presión no son tan eficientes como los que llegan hasta 100 mmHg o incluso 120 mmHg.

Precio máquina de presoterapia

El precio de una máquina de presoterapia varía mucho dependiendo del número de accesorios que incluya (perneras, extensores de piernas, brazos, faja abdominal...). El precio de una máquina de presoterapia puede ir desde los 850.00€ hasta los 3.000€.

2.4 Ejercicio y Presoterapia

La presoterapia puede hacer que el esfuerzo que inviertes en ejercicio vaya más allá, es decir, que puedas sacarle un mayor provecho. La combinación de ejercicio con presoterapia te puede ayudar a perder grasa y reducir la celulitis de una manera mucho más rápida y mucho más efectiva. Si sólo haces ejercicio, o sólo sigues el tratamiento de presoterapia, perderás peso y/o volumen pero si haces las dos cosas a la vez, sin duda el resultado aparecerá mucho más rápido.

El duro ejercicio (como correr, montar en bicicleta, spinning, natación, etc.) proporciona la una potente lipolítica (liberación de grasa). Este estímulo es mucho más fuerte que lo que te podría proporcionar cualquier medicamento o droga. Y, contrariamente a estos medicamentos o drogas, el ejercicio es bueno para ti y está libre de efectos secundarios.

En definitiva, el ejercicio es una fuente de salud y forma física que debes aprovechar siempre que puedas. Todo el dinero que inviertas en tratamiento estará mejor amortizado si acompañas a estos tratamientos con un poco de ejercicio deportivo.

Por otro lado, la liberación de grasa afecta a todo el cuerpo. No se puede reducir la grasa en un área específica ejercitando sólo los músculos adyacentes. Peor aún, las áreas que sufren de poco drenaje linfático (como los tejidos de la celulitis) en realidad se benefician menos de los efectos lipolíticos del ejercicio que los tejidos con buena circulación. Es decir, cuando hagas ejercicio no pienses en eliminar centímetros sólo de un área concreta. Esfuérzate en ejercitar todo tu cuerpo y le sacarás todo el partido posible. De este modo, conseguirás una mejor circulación de la sangre y como consecuencia una menor retención de líquidos.

Y es aquí donde entra en juego la presoterapia. La presoterapia mejora significativamente el drenaje linfático y acelera la eliminación de la grasa liberada por las células de grasa y la celulitis en general. La grasa se quema para producir energía por los músculos. Si combinas la presoterapia con ejercicio, los resultados aparecerán mucho más rápido y tu esfuerzo se compensará mucho antes.

La sinergia es obvia: el ejercicio estimula la liberación de la grasa de las células de grasa, la presoterapia se asegura de que esta grasa se saque fuera de las células de grasa hacia los músculos y, a continuación, los músculos queman esa grasa para obtener energía. ¡No está mal! ¿verdad?

Sería perfecto si pudieras correr y hacerte las sesiones de presoterapia al mismo tiempo, pero esto es imposible, puede ser peligroso tener una sesión de presoterapia, antes o después del ejercicio. Debes de esperar un poco después de realizarte una sesión de presoterapia para poder hacer ejercicio. Igualmente, también debes esperar después de haber hecho ejercicio para realizarte esa sesión.

2.5 Diferencia entre presoterapia y masaje linfático manual

Si alguna vez te han surgido dudas sobre las diferencias entre la presoterapia y los masajes de drenaje linfático manual (DLM) y masajes fuertes de estimulación linfática aquí encontrarás la respuesta. ¿Qué comparación podemos hacer entre la presoterapia y el drenaje linfático manual o un masaje fuerte de estimulación linfática? ¿Sirven para lo mismo? ¿Se realizan de la misma manera?

La presoterapia es una técnica para la mejora de la circulación, del masaje linfático y la reducción de la celulitis. Se trata un equipo especial que consta de botas inflables (en piernas) o mangas (en brazos) que rítmicamente se inflan y desinflan con el fin de bombear la linfa en los vasos linfáticos y la sangre en las venas de las piernas (o brazos) hacia el corazón.

El drenaje linfático manual (DLM) es un masaje muy ligero de drenaje linfático. Esta técnica se desarrolló en la década de 1930. Es especialmente suave y se adapta muy bien a personas débiles, frágiles o sensibles y es la única técnica adecuada para tratar las glándulas linfáticas extirpadas de los pacientes después de un cáncer. Sin embargo, esta técnica no es tan efectiva en mujeres sanas (es decir, 95% de las mujeres) como lo son la presoterapia o el masaje profundo de estimulación linfática.

El inconveniente del suave masaje de drenaje linfático manual es que se debe aplicar sobre la piel seca o con el uso de polvos de talco. Por el contrario, la presoterapia y el masaje fuerte de profunda estimulación linfática se pueden aplicar con una buena crema contra la celulitis y así se pueden conseguir varios resultados a la vez. Esto se debe a que tanto la presoterapia como el drenaje linfático profundo aumentan la absorción de cremas anti-celulíticas y una buena crema para eliminar la celulitis puede aumentar el drenaje linfático y la circulación, añadiendo mayores resultados al tratamiento.

2.6 Cremas anticelulíticas y presoterapia

¿Se pueden combinar las cremas anticelulíticas y las cremas que mejoran la circulación con un tratamiento como la presoterapia? La respuesta es sí.

¿Por qué la presoterapia mejora la absorción y aumenta la eficacia de las cremas anticelulíticas? Esto es debido a los siguientes puntos:

- La presoterapia ayuda a vaciar los espacios intercelulares del exceso de líquido y los ingredientes activos de la crema son capaces de penetrar y llegar a las células con mayor facilidad.

- Si la crema anti-celulítica contiene ingredientes lipolíticos (liberadores grasos), es más fácil que la grasa liberada de las células adiposas (células grasas) sean removidas lejos de ellos y de la circulación general, inhibiendo la reabsorción de la grasa por las células grasas.

- La presión rítmica ejercida sobre los tejidos aumenta la absorción de la crema de la celulitis a través de la piel y en los tejidos de la celulitis.

De tal modo, la presoterapia a menudo puede proporcionar resultados impresionantes cuando se usa junto con una buena crema anticelulítica o una crema que contiene ingredientes para impulsar la circulación y el drenaje linfático. Para no dañar las prendas de la presoterapia con las cremas, una manera es envolver las piernas (o los brazos o el estómago) con papel film o un material similar y colocar las botas de presoterapia, mangas o un cinturón encima del papel film.

La combinación de la presoterapia con las cremas anticelulíticas está considerada como presoterapia asistida de envoltura corporal avanzada. Esta mayor envoltura corporal representa una importante mejora en torno a la envoltura clásica contra la celulitis debido a la sinergia entre los ingredientes que envuelven la celulitis y el drenaje linfático intensivo proporcionado por la presoterapia.

2.7 La Celulitis y la Presoterapia

Muchas mujeres sufren la celulitis y hablan de ella a diario pero... ¿qué es la celulitis exactamente? Si tú, como casi todas las demás mujeres, estás confundida acerca de lo que es la celulitis, ésta es la página adecuada para ti. Generalmente esta confusión es debida a la información contradictoria que se encuentran en la prensa, Internet u otros tipos de medios como por ejemplo médicos y esteticistas.

El 90% de las mujeres desarrollarán celulitis en algún momento de sus vidas. Hay cientos de cremas anti-celulitis, pero alrededor del 90% de las cremas no hacen realmente el trabajo que esperamos de ellas. El 90% de los salones de belleza ofrecen algún tipo de tratamiento para la celulitis. Y el 90% de los tratamientos no ofrecen nada más que una ligera reducción temporal para la apariencia de piel de naranja. Y la pregunta obvia es, ¿por qué?

Para saber por qué, primero tenemos que tener un conocimiento claro de lo que es la celulitis exactamente y qué la causa. De este modo podremos determinar cuál es la razón para que la mayoría de los tratamientos no ofrezcan resultados, y que es más importante para idear un programa efectivo de reducción de la celulitis.

¿Qué es la celulitis exactamente?

La celulitis es científicamente definida como edematosa fibroesclerótico superficial Paniculitis (OFSB). En la llanura Inglés que significa: inflamación de los depósitos superficiales de grasa, acompañada de retención de agua y tejido cicatrizal. Después de esta definición se creó, se hizo evidente que el tejido de la celulitis, al igual que otros tejidos adiposos, se acumulan los residuos solubles en la grasa de los subproductos y las toxinas, por lo tanto, nos sentimos obligados a añadir el término "tóxico" en la definición anterior para que sea completa. Así que nuestra definición revisada, completa es tóxico edematosa fibroesclerótico superficial Paniculitis (TOFSB).

Etapas del desarrollo de la celulitis

Etapa I: acumulación de grasa y retención de líquidos

Para empezar a explicar cómo todo esto se desarrolla, vale la pena señalar que la grasa debajo de la piel está siempre encerrada en compartimentos, envuelta por una fina capa de tejido conectivo (tejido conectivo de colágeno, elastina y otras proteínas). Estas bolsas de grasa están, literalmente, suspendidos por hilos del tejido conectivo que se unen unos a otros y se hunden en la piel y en otros tejidos por debajo. Esto forma una estructura de suspensión de tres dimensiones.

Ahora, vale la pena mencionar que las células de grasa pueden aumentar hasta 500 veces su tamaño normal. A medida que estas bolsas de grasa se amplían con el exceso de grasa y agua, se expanden hacia arriba, hacia la superficie de la piel, haciendo que se vuelva irregular (aparición de bultos).

Como la retención de agua y el estancamiento de la sangre aumenta debido a la mala circulación y a la función linfático, la eliminación de grasa se vuelve muy difícil.

Etapa II: toxinas e inflamación

Esta acumulación de grasa y agua, aumenta la inflamación en los tejidos que conducen a una mayor retención de agua, creando así un círculo vicioso que si no se para, puede durar años y décadas.

Además, las toxinas solubles en agua se acumulan en el líquido entre las células. Las toxinas solubles en grasa se acumulan dentro de las células grasas y tienen una influencia negativa en la salud de los tejidos superficiales, aumentando aún más la inflamación y la retención de agua. De este modo, se interrumpe el metabolismo.

Etapa III: tejido cicatrizal (fibrosis) y soltura la piel (laxitud)

Como la salud de los tejidos inflamados se deteriora y las células grasas expanden la piel, los tejidos conectivos se vuelven delgados, débiles y flojos, añadiendo el componente de deformación del tejido conectivo y la cicatrización de la celulitis.

Este deterioro estructural es, en cierta medida irreversible, y es la razón principal de la celulitis crónica que no se puede eliminar al 100%. Exactamente de la misma manera que las arrugas no pueden desaparecer al 100% (aunque, por supuesto, pueden reducirse notablemente si se sigue bien el tratamiento).

El resultado final de todo esto, es la hinchazón, la dermatosis nodular contagiosa, piel blanda sensible al tacto y facilidad de aparición de moretones.

Claramente, lo importante de la celulitis no es sólo una estética de lo desagradable, sino también un tema de salud. Por eso, es importante centrarse tanto en la mejora de la salud, así como la aparición de la celulitis.

Es posible que no lo sepas, pero el tejido graso y la inflamación están íntimamente vinculados, dando lugar a enfermedades inflamatorias tales como enfermedad cardíaca, la artritis y la osteoporosis entre otras condiciones.

Y después de ver cómo muchos factores se combinan para desarrollar celulitis, se hace realmente evidente por qué la mayoría de cremas para la celulitis y los tratamientos no funcionan: porque sólo afectan a uno o como máximo dos de los aspectos de lo que llamamos celulitis. Normalmente se centran en una resultado rápido y temporal o en la utilización de procedimientos artificiales, intrusivos o perjudiciales.

Por el contrario, hay que intentar crear círculos virtuosos que afecten a los anteriores aspectos de la celulitis de muchas maneras diferentes, contribuyendo así a disminuir la apariencia de piel de naranja, y en algunos casos, eliminarla.

Presoterapia contra la celulitis

La presoterapia es junto con la mesoterapia y la cavitación uno de los tratamientos más eficaces que existen actualmente para eliminar la celulitis, además de evitar su futura aparición y desarrollo

La presoterapia no sólo te ayudará a eliminar la celulitis sino también a reducir volumen y eliminar grasa.

2.8 Beneficios y Contraindicaciones de la Presoterapia

La presoterapia es un tratamiento con manguitos de presión especial, diseñada para desintoxicar el cuerpo a través de un drenaje linfático eficaz. Los manguitos de presión parecen botas altas que recorren toda la pierna hasta la ingle. Las botas están conectadas a un dispositivo especial de un ordenador que controla los infla. Los puños tienen cinco cámaras de presión que controlan la presión externa. La presión mueve el flujo venoso y linfático, desde los tobillos hasta los muslos. Un tratamiento dura aproximadamente unos 30 minutos. Los expertos recomiendan tratamientos semanales durante al menos 2 meses, para lograr los resultados deseados.

Los beneficios de la presoterapia

Entre los beneficios del tratamiento de la presoterapia destacan:

- Mejora la circulación y los problemas venosos (por ejemplo, venas varicosas y varices)
- Reduce la hinchazón y la inflamación
- Mejora la oxigenación de la piel
- Relaja las piernas
- Mejora el tono de la piel y la firmeza
- La forma de las piernas y reduce la celulitis

Beneficios del drenaje linfático

El drenaje linfático ofrece muchos beneficios y cada uno de ellos depende de la zona a la que afecte. De este modo, según la zona descubrimos que los beneficios son:

Sistema circulatorio: El masaje puede mejorar la circulación de la sangre porque el oxígeno del cuerpo cada vez sea mayor. Ayuda a eliminar los residuos metabólicos y puede ser beneficioso en la disminución de la presión arterial.

Sistema linfático: El masaje puede ayudar a aumentar la circulación de la linfa, ayuda en la eliminación de desechos metabólicos y estimula el sistema inmunológico.

Sistema muscular: El masaje estimula y tonifica los músculos y articulaciones, y refuerza los tejidos conectivos. Ayuda en la relajación, alivia la fatiga y proporciona alivio en los espasmos musculares. El masaje estimula los puntos nerviosos motores, alivia el estrés y la tensión, y promueve la sensación de bienestar.

Tonificar la piel: El masaje incrementa el suministro de sangre a la piel nutriendo los tejidos y facilitando así la regeneración celular.

Contraindicaciones de la presoterapia

La presoterapia no destaca por tener muchas contraindicaciones. Por lo general la presoterapia es un método muy seguro, no obstante puedes pueden darse estas tres en ocasiones excepcionales.

- TVP (trombosis venosa profunda)
- Infecciones en las piernas o zonas tratadas
- Enfermedad cardiaca (del corazón)

Antes de comenzar cualquier tratamiento estético, ya sea de presoterapia, mesoterapia o cualquier otro, se recomienda consultar con el médico antes de empezar el tratamiento. Si sufres algún problema médico es una razón mayor aún para consultar a tu médico, especialmente si son dolencias cardíacas.

2.9 Precios de la Presoterapia

El precio de la presoterapia puede variar en función de varios factores tales como el país en el que la realizas.

En algunos países es tan cara que el coste se asemeja al de la cirugía estética. En el caso de España no es así debido a la gran cantidad de centros estéticos que practican la presoterapia.

Como la oferta de centros de estética que ofrecen presoterapia es muy elevada, te encuentras con la ventaja de que puedes comparar precios fácilmente. Acércate pide presupuesto sin compromiso.

Debes recordar que lo más importante no son los precios en sí mismos sino que el centro de ofrezca garantías y seguridad. No vayas a un centro que no te resulte de confianza.

Por lo general, la sesión de presoterapia cuesta alrededor de los 50 euros. Varía en función de la clínica y el lugar en el que se encuentre la misma. Por lo general, se necesitan un mínimo de 8-10 sesiones de presoterapia para ver resultados por lo que, si haces el cálculo comprobarás que el tratamiento completo de presoterapia cuesta unos 400 euros. Si estás convencida de que vas a hacerte el tratamiento completo, estás en una posición ventajosa porque por lo general, los centros suelen ofrecer descuentos a las personas que deciden contratas varias sesiones de golpe. Otros centros también hacen ofertas si combinas varios tratamientos con la presoterapia, como por ejemplo, la cavitación.

La presoterapia es un tratamiento estético, es decir, no lo cubre la seguridad social así que debes pagarlo tú en su totalidad. De ahí que te aconsejemos que pierdas un poco de tiempo en encontrar la solución más económica a la vez que segura. Muchas empresas deciden regalarte la primera sesión de consulta gratuita pero en otras ocasiones debes pagarla. En caso de que tengas que pagarla, el precio suele ser el de una sesión normal de presoterapia, es decir, entre 25 y 50 euros.

2.10 Preguntas frecuentes sobre Presoterapia

¿Qué es Presoterapia?

La presoterapia es un sistema de compresión diseñado para aumentar el flujo venoso y linfático y mejorar la depuración del líquido extra-celular.

¿Cómo funciona el equipo de presoterapia?

Una bomba controlada por ordenador infla las secciones individuales de las cámaras múltiples de cada prenda. Estas cámaras se colocan alrededor del cuerpo (piernas, brazos, abdomen, etc.). La bomba infla cada cámara de la prenda por separado. Una vez que una cámara se ha inflado, su circuito neumático se cierra. Esto permite que la bomba mantenga un nivel predeterminado y evita el balanceo de la presión con las otras cámaras. Cuando una cámara se infla provoca un aumento en la presión de la cámara previamente inflada y se crea un aumento gradual automático de la presión doble.

¿Funcionan las prendas de compresión para la celulitis?

Las prendas de compresión normal (medias, fajas panty, jeans y corsés) no funcionan para reducir la celulitis. Es falsa la idea de que estas prendas de compresión pueden realmente prevenir, reducir o incluso eliminarla.

Lo que hacen las prendas de compresión es estimular la circulación y derretir la grasa. No es del todo cierto que manteniendo comprimida la protuberancia mejore la apariencia del portador cuando lleva la prenda y que además algunas prendas estimulen el drenaje linfático. En la mayoría de los casos no pasa nada, mientras que en otros casos estas prendas hacen que la celulitis empeore, ya que privan a los tejidos de la estimulación mecánica necesaria para la producción de colágeno de la célula. No es dañino usar un corsé ocasionalmente para ocultar el exceso de grasa, pero no se ha de convertir en un hábito.

¿Quién debe usar la presoterapia?

- Los clientes que confían en el drenaje linfático para desintoxicar su cuerpo.

- Los clientes que sufren de linfedema en las extremidades inferiores, después de afecciones quirúrgicas o congénitas. Las fases pre, intra y post cirugía se benefician en gran medida con la prestación complementaria de la Presoterapia.

- Los clientes con malestar, fatiga o retención de líquidos.

¿Existen contraindicaciones en la presoterapia?

Sí. Algunas contraindicaciones que presenta la presoterapia son las siguientes:

- Trombosis Venosa Profunda (TVP)

- Presencia de dolor o entumecimiento

- Infección aguda de la extremidad afectada

- Insuficiencia cardiaca

- Es indeseable todo caso en que aumente el retorno venoso y linfático

¿Con qué frecuencia debe tratarse con presoterapia?

Para obtener los mejores resultados con la presoterapia, se recomienda que los clientes reciban una serie de tratamientos, que van desde 8 hasta 15 tratamientos, en función de las necesidades individuales de cada uno. Los tratamientos semanales son recomendados para lograr los resultados deseados.

¿Puedo combinar las sesiones de presoterapia con ejercicios en plataforma vibratoria?

Por supuesto que sí, tanto la presoterapia como un entrenamiento con plataforma vibratoria son dos prácticas que se combinan perfectamente.

3 Mesoterapia

La mesoterapia es un tratamiento cosmético médico no quirúrgico. La mesoterapia emplea múltiples inyecciones de medicamentos farmacéuticos y homeopáticos, extractos de plantas, vitaminas y otros ingredientes en la grasa subcutánea.

Las inyecciones de mesoterapia supuestamente tienen como objetivo destruir las células de grasa adiposas, al parecer, mediante la inducción de la lipólisis (la rotura y la muerte celular entre los adipocitos).

La mesoterapia introduce cantidades microscópicas de medicamentos homeopáticos, productos farmacéuticos tradicionales, vitaminas, minerales y aminoácidos en la piel para tratar una gran variedad de dolencias. Todos los medicamentos son seleccionados por especialista según la condición que se vaya a tratar. Las agujas utilizadas en mesoterapia son muy cortas y delgadas.

Por definición, cualquier medicamento que se inyecta en la piel, la grasa o tejidos del mesodermo (capa media de la piel) se considera mesoterapia.

Una de las ventajas de la mesoterapia es que la inyección de un medicamento en la piel o la grasa elimina los efectos secundarios y las contraindicaciones. La intolerancia a un medicamento es a menudo provocada por factores como la dosis y la capacidad del cuerpo para descomponer y excretar el producto. Una vez que el medicamento se inyecta, el cuerpo se estimula para curarse a sí mismo. Esto es debido a que las zonas a tratar son rápidamente localizadas y alcanzadas. Sólo se necesitan pequeñas cantidades de medicamentos y los efectos de la mesoterapia son instantáneos. Las micro-inyecciones de la mesoterapia son relativamente indoloras.

Posibles efectos secundarios de la mesoterapia:

- Quemazón que puede durar 15-20 minutos.

- Inflamación leve que puede durar 1-5 días (variable según el paciente).
- Dolor leve que puede durar varios días.
- Decoloración de la piel leve. Puede curarse sola o puede ser tratado con peelings químicos para eliminar de forma rápida.
- Ligero riesgo de infección (que puede ocurrir cuando se administra cualquier inyección).

El tratamiento con mesoterapia

Antes de empezar se identifican las zonas a tratar. Una vez que el área es asignada, se limpia con alcohol. En el tratamiento para eliminar la celulitis, la cartografía (delimitar las zonas pintándolas) es muy importante, ya que la mayoría de la celulitis desaparecerá cuando se está tumbado, lo que hace difícil para el médico saber con exactitud dónde tratar.

La mesoterapia consiste en inyectar pequeñas cantidades de la medicina homeopática inmediatamente debajo de la superficie de la piel para romper la celulitis y para mejorar la circulación y el drenaje linfático y venoso. Cada tratamiento dura unos diez minutos y no es doloroso. Después del tratamiento se puede retomar sus actividades normales. La adición de vitamina C a la mezcla, alienta el tono y la calidad de la piel que lo recubre.

El tratamiento con mesoterapia puede llevarse a cabo inmediatamente después de una consulta inicial y en ese momento se le informará de cuántas sesiones de de mesoterapia se requieren. Las micro-inyecciones se administran dos veces por semana durante un período de 4 a 8 semanas. Algunas personas pueden necesitar hasta 4 sesiones, aunque un tratamiento completo dura unas 8-10 sesiones. El tratamiento es de larga duración y los resultados medibles. Cuando se alcanzan los efectos deseados, lo único que se requiere es el mantenimiento anual durante unas 4-6 sesiones. Se consiguen excelentes los que están siendo tratados pueden verse y sentirse mejor durante y después del tratamiento. En general, con pequeño cambio de estilo de vida, la mesoterapia puede proporcionar mejoras muy buenas ayudándote a perder hasta 2 cm de muslos después de sólo 6 sesiones.

Mesoterapia y Medicina Estética

La mesoterapia fortalece las fibras de elastina, estimula la producción de colágeno, combate los radicales libres y estimula la actividad celular. Los pacientes pueden esperar buenos resultados en sus pacientes (la piel tiene a aparecer más firme, más joven y más sana. Las líneas de expresión se reducen y la piel se brilla).

La mesoterapia ayuda al embellecimiento de la piel. Las arrugas, la celulitis y rejuvenecimiento de la piel son las problemas que se tratan con mayor efectividad con este tratamiento. Si combinas la mesoterapia con tratamientos como la cavitación o la presoterapia, puedes conseguir resultados abrumadores.

La razón principal por la que estas inyecciones son tan eficaces para las arrugas y la celulitis es que cuando se administran correctamente, las inyecciones no sólo llegan a las diferentes capas de la piel, sino también a la grasa subcutánea.

Mesoterapia ha demostrado ser efectiva para mejorar:

- La celulitis facial y rejuvenecimiento del cuello
- Cicatrices
- Hiperpigmentación
- Reducción de grasas
- Flácida piel
- Estrías
- Migraña dolores de cabeza
- Las arrugas
- Tendinitis
- Cicatrices
- Alopecia
- Artritis
- Deportes Trauma

- Hiperqueratosis
- El acné
- Espolones óseos

3.1 Mesoterapia Virtual

Muchas personas no se sienten cómodas con el concepto de múltiples inyecciones, los fabricantes de dispositivos para estética han buscado la manera de ofrecer alternativas sin agujas. Es el caso de la Mesoterapia Virtual.

En los últimos años han aparecido muchos tratamientos para la eliminación de la celulitis. La mesoterapia virtual o Mesoterapia sin aguja representa un importante avance en la reducción efectiva de la celulitis visible.

¿Qué es la mesoterapia virtual? y ¿En qué consiste?

La mesoterapia virtual consiste en una nueva tecnología que se basa en la innovadora técnica de Foto-electroporación para la aplicación de los principios activos y la mejora de resultados en múltiples tratamientos faciales y corporales. La electroporación consiste en la utilización de corrientes de baja o media frecuencia que causan la apertura de los microporos de la membrana celular. De este modo se absorben los ingredientes activos a través de la piel.

Esto es un método no invasivo, indoloro, y debido a esto, se obtienen resultados efectivos mediante la aplicación de productos activos, sin las desventajas de la mesoterapia tradicional. El sistema incluye cinco programas de tratamiento asociados con ingredientes activos que, cuando se combinan con los diferentes colores de luz LED (rojo, azul y verde), permite personalizar los tratamientos para atender las necesidades del cliente.

La mesoterapia virtual es la solución científica avanzada en la cara y tiene resultados similares a tratamientos corporales notables como la mesoterapia tradicional. Los estudios clínicos demuestran que ofrece resultados sobresalientes.

¿En qué se parecen la mesoterapia tradicional y la mesoterapia virtual?

Ambas se aplican directamente en la zona afectada.

Diferencias entre la mesoterapia tradicional y la mesoterapia virtual

- La mesoterapia es algo dolorosa, pero menos que otros tratamientos estéticos. Su versión virtual es totalmente indolora.

- La duración del tratamiento de mesoterapia dura 15 minutos mientras que la mesoterapia virtual dura 45 minutos.

- No existen efectos secundarios en la mesoterapia virtual. En la otra, podemos encontrar algunos como por ejemplo el enrojecimiento, moratones y dolor leve.

- La mesoterapia tradicional suele costar aproximadamente el doble que en el tratamiento sin agujas.

3.2 Beneficios de la Mesoterapia Virtual

La mesoterapia virtual es un tratamiento no invasivo que permite la reducción de celulitis. Este tratamiento ayuda a conseguir un cuerpo más esbelto y definido a través de la eliminación de la grasas acumulada. La mesoterapia virtual tiene múltiples beneficios ya que, además de ser indoloro y cómodo, ayuda no solo a eliminar los excesos adiposos sino que también mejora el aspecto de la piel en algunas zonas como por ejemplo en el caso de las estrías o cicatrices.

Al contrario de la mesoterapia convencional, la mesoterapia virtual no utiliza agujas, algo que a muchas personas les resulta incómodo. A continuación puedes ver el listado de beneficios y ventajas más comunes de la mesoterapia virtual:

Beneficios de la mesoterapia virtual

- Eliminación de la celulitis
- Reducción de los depósitos de grasa
- Mejora la forma física
- Reducción del edema
- Reafirmación de la piel: pechos, nalgas, brazos internos, etc
- La regeneración de los tejidos
- Reducción de las estrías y cicatrices
- Reducción de los signos del envejecimiento cutáneo: arrugas, líneas de expresión, etc.
- Aplicación transdérmica (no invasiva) de los ingredientes activos a través de Foto-electroporación.

3.3 Precios de la Mesoterapia

Para saber cuánto cuesta la mesoterapia, podrás informarte en este artículo pero debes tener en cuenta que los precios varían en función del país, la clínica y sobre todo, de si hacen ofertas especiales por cantidad de sesiones.

Actualmente la mesoterapia es uno de los tratamientos estéticos más reclamados junto con la cavitación y la presoterapia. Esto hace que los centros que la practiquen sean numerosos por lo que será necesario que te informes en todos lo que consideres buenos para comparar precios. También es recomendable que hables con otros pacientes para asegurarte que los centros son de garantía y te dan seguridad.

Precio por sesión

Una sola sesión de mesoterapia cuesta alrededor de 25€ y 50€. Dependen de la clínica, de donde esté ubicada y el prestigio de la misma.

¿Cuántas sesiones de mesoterapia son necesarias?

Serán necesarias al menos entre 8 y 10 sesiones de mesoterapia para ver resultados por lo que el precio oscila entre los 200€ y los 500€. Si estás dispuesta a hacer ese desembolso, podrá salirte más barato si compras todas las sesiones juntas. Por lo general los centros suelen hacer rebajas para bonos o packs de sesiones para tratamientos de mesoterapia. Podrás ahorrarte entre un 30% y un 70%, depende de la promoción.

Ten en cuenta que el tratamiento de mesoterapia se considera estético y no médico por lo que no está cubierto por la Seguridad Social y debes pagar tú misma el importe íntegro. De ahí que te molestes en buscar la mejor oferta.

Finalmente, lo último que debes saber acerca del coste de la mesoterapia es que en ocasiones el centro cobra la primera visita de diagnóstico. Esta consulta suele tener el mismo precio que el de una sesión suelta.

3.4 Cómo funciona la Mesoterapia

La mesoterapia es un procedimiento cosmético no quirúrgico utilizado para inyectar productos químicos, medicamentos, vitaminas y hierbas en la piel con el objetivo de alterar la apariencia del cuerpo. La mesoterapia ha sido anunciada en los últimos años como una manera de perder peso, reducir la celulitis y lucir más joven. La mesoterapia apareció en el mercado en 1957 en Francia. Desde entonces el tratamiento se ha extendido popularmente en todo el mundo.

El proceso de Mesoterapia

El tratamiento de mesoterapia utiliza cócteles químicos para ayudar a destruir la celulitis y la grasa. Estos cócteles especializados varían entre los centros de mesoterapia, pero puede incluir todo, desde los anestésicos locales de hierbas naturales hasta vitaminas. Los cócteles químicos son inyectadas con agujas en las áreas debajo de la piel que contienen depósitos de grasa o celulitis. Las inyecciones actúan sobre el metabolismo de las células de cualquier tejido adiposo, y esas células específicas se rompen y mueren. La mesoterapia es a menudo combinada con terapia de masaje para ayudar a fomentar que las células muertas dejen el cuerpo.

Disolución de la grasa

Las razones más comúnmente utilizadas por las que se realizan los tratamientos de mesoterapia son reducir los depósitos de grasa de las áreas difíciles bajo la piel. El ingrediente activo en los cócteles mesoterapia que se utiliza para la pérdida de grasa es generalmente el ácido desoxicólico. El ácido desoxicólico es ampliamente utilizado para emulsionar la grasa, y romper las células en el tejido adiposo.

Antienvejecimiento por reducción de la celulitis

Uno de los efectos adversos del envejecimiento en muchas mujeres, así como los hombres, son los depósitos de celulitis en las piernas y los brazos. Estas áreas de la celulitis pueden producir hoyuelos en tu piel, especialmente en los muslos. Un especialista en tratamiento de mesoterapia tratará la celulitis específicamente a las áreas en las que hay grasa localizada para poder realizar una terapia antienvejecimiento. El especialista inyecta directamente el cóctel en la celulitis, lo que hace que se rompa la capa de celulitis.

¿Qué hay en las inyecciones?

No existe una receta específica para el cóctel de inyección de mesoterapia. A cada médico se le permite elegir qué medicamentos, productos químicos, vitaminas y minerales que le gustaría incluir en la receta. Los resultados variarán en función del terapeuta. El médico suele elegir los productos químicos que descomponen la grasa, suavizan los tejidos conectivos, ayudan a mejorar la circulación y ayudan al drenaje linfático.

Los peligros potenciales de la mesoterapia

Aunque los fármacos utilizados en cócteles de mesoterapia son generalmente aprobadas por la FDA, suelen ser utilizados sin etiqueta. Esto significa que los medicamentos y productos químicos pueden ser aprobados, pero no están siendo utilizados para los tratamientos que la FDA ha aprobado. Esto también significa que hay muy poca investigación sobre cómo afectan al cuerpo (si positiva o negativamente) los medicamentos y productos químicos. Además, puesto que no hay un cóctel de drogas específicas y cada terapeuta varía en lo que él opta por incluir en las inyecciones, no existe una regulación de lo que se está inyectando en el cuerpo.

3.5 Beneficios de la Mesoterapia

La mesoterapia se está convirtiendo rápidamente en un método popular para esculpir el cuerpo y eliminar la celulitis. La mesoterapia consigue muy buenos beneficios para moldear el cuerpo. Los resultados son iguales o muy parecidos a los de los métodos invasivos como la liposucción. Sin embargo, la mesoterapia no está exenta de riesgos y efectos secundarios pero sin duda, tiene grandes beneficios.

La mesoterapia tiene muchos beneficios, algunos son intrínsecos, y otros se manifiestan cuando la mesoterapia se compara con otras técnicas de escultura corporal como la liposucción.

Entre los beneficios destacan:

- La mesoterapia tiene una amplia gama de usos. Es capaz de reducir o eliminar la celulitis con eficacia, así como a los depósitos de grasa localizada. Incluso se puede eliminar la piel flácida, el tratamiento de enfermedades de la piel tales como acné y las estrías, y tratar la pérdida del cabello.

- La mesoterapia puede eliminar con eficacia la celulitis, a diferencia de otros tratamientos como la liposucción, que en realidad pueden empeorar la condición.

- A diferencia de la liposucción, la mesoterapia no provoca que se acumule grasa en las zonas nuevas.

- Los beneficios de la mesoterapia emergen rápidamente. En promedio, los pacientes de mesoterapia ven una mejoría en dos o tres sesiones. Algunos ven resultados después de sólo una sesión.

- La mesoterapia puede tratar cualquier zona del cuerpo. Puede ofrecer un tratamiento preciso a las zonas como la cara, el cuello y los párpados, así como las áreas grandes, como las nalgas, las caderas y los muslos.

- El tratamiento es casi indoloro y no es necesario usar anestesia. Debido a que el paciente no se somete a cirugía, no hay posibilidad de complicaciones relacionadas con la anestesia.

- La mesoterapia no requiere hospitalización ni tiempo de inactividad. La mesoterapia no interrumpe su vida laboral o la rutina diaria.

- El éxito de la mesoterapia es fácil de medir. Perderás centímetros en todo el área de tratamiento. Las zonas anteriormente afectadas por la celulitis se volverán suaves y firmes.

- Después de la mesoterapia, no utilices vendas o prendas de compresión. La curación es sencilla y rápida.

- Los efectos secundarios y riesgos de la mesoterapia son leves, especialmente en comparación con los de la liposucción y una cirugía que requiera anestesia general.

3.6 Riesgos de la Mesoterapia

La mesoterapia es un tratamiento que ofrece altas dosis de seguridad. Desde que se practica no ha causado muertes documentadas, y no se conocen los riesgos graves para la mesoterapia.

Siempre es necesario consultar a varios profesionales y elegir el más adecuado. Debes asegurarte de que el que elijas sigue el protocolo del tratamiento de mesoterapia de manera estricta.

En los países con pautas médicas menos estrictas la mesoterapia ha demostrado tener riesgos (por ejemplo en Brasil). La mesoterapia se practica mucho en este país y eso hace que haya muchas personas practicándola. Los peluqueros y esteticistas así como otros profesionales no médicos realizan el procedimiento en los salones de belleza y baños.

El hecho de que estos profesionales no médicos practiquen la mesoterapia da lugar a infecciones graves de la piel. Generalmente es debido a las condiciones insalubres. Aunque historias como esta son alarmantes, las estrictas leyes en los demás países, como por ejemplo España, han eliminado la posibilidad de esos resultados, y los pacientes pueden esperar sólo pequeños efectos secundarios en mesoterapia.

Como has podido comprobar, la mesoterapia es un tratamiento muy seguro y casi no tiene riesgos. Depende de ti que te asegures de encontrar el centro ideal. Lo principal es que preguntes todo lo que necesitas saber para evitar los riesgos. En primer lugar, pregunta a tus conocidos si ya se han hecho el tratamiento alguna vez y asegúrate de saber su opinión. Si es favorable podrás acercarte al centro y pedir una primera cita. Si no conoces a nadie, lo mejor será que te hagas una lista de los centros y médicos que la practican y concierta una cita con todos ellos. Los riesgos serán menores cuantas más preguntas hagas.

3.7 La Celulitis y la Mesoterapia

Muchos médicos afirman que sólo existe un tratamiento médico probado para reducir o eliminar la celulitis: la mesoterapia. No obstante, existen otros tratamientos estéticos como la cavitación o la presoterapia.

Aunque muchos productos pretenden tratar la celulitis, la mayoría no son más que máquinas de masajes y cremas que hacen muy poco o nada para mejorar su apariencia. La mesoterapia obtiene resultados centrándose en las causas subyacentes de la celulitis, no sólo los síntomas externos.

La celulitis aparece normalmente entre las edades de 25 y 35, y empeora progresivamente con el tiempo. Aunque es fácil de tratar con algunas sesiones de mesoterapia en sus etapas iniciales, una vez que la celulitis progresa a estados más avanzados, el tratamiento generalmente requiere de un mayor número de sesiones de mesoterapia.

Etapas de la celulitis

- Etapa 0: celulitis no visible, incluso cuando la piel se pellizca.
- Etapa 1: No hay celulitis visible al estar de pie o acostado. Sin embargo, la textura de piel de naranja se puede ver cuando la piel se pellizca.
- Etapa 2: celulitis visible al estar de pie pero no cuando se está acostado.
- Etapa 3: celulitis visible al estar de pie y acostado.

La etapa 3 de la celulitis se conoce como celulitis terminal, un término que se acuñó cuando se comenzó a practicar la Mesoterapia en el año 1999. En ese momento, no se creía que fuera posible tratar la celulitis avanzada. En los últimos años, sin embargo, se ha tratado con éxito a las mujeres con celulitis en etapa 3. Esto hizo a los médicos llegar a la conclusión de que cualquier tipo de celulitis puede ser tratada con éxito.

Más de un 90% de las mujeres se ven afectadas por la celulitis, esta condición no las hace diferentes. ¡Pero hacer algo al respecto sí que lo hace! Si estás pensando en cualquier forma de tratamiento contra la celulitis, aquí podrás informarte de todos.

Si te tratas las celulitis, es posible que también mejores:

- Baja autoestima
- El miedo al ridículo y la vergüenza
- Efectos sobre las relaciones románticas y la libido
- Evitar o disminuir el disfrute de ciertas actividades
- El estrés de los esfuerzos continuos para cubrir la celulitis
- El tiempo y dinero gastado en las llamadas curas

Para tratar a los pacientes con celulitis, existe una fórmula estándar de mesoterapia, que a menudo es personalizada para cada paciente. Todos los pacientes deben realizarse una prueba de alergia al menos 24 horas antes del tratamiento. Es muy raro que se produzcan alergias a los medicamentos.

Una vez que se realizar la prueba de la alergia y se determina que no existen, se programarán sesiones semanales durante dos meses. Cada sesión dura unos 45 minutos, y consiste en la inyección de las fórmulas médicas.

La mesoterapia es totalmente segura cuando se realiza por un médico bien entrenado. De hecho, durante los 50 años en los que se ha practicado la mesoterapia, no ha habido ninguna muerte. La liposucción, por ejemplo, produce alrededor de 100 muertes por año.

Los efectos secundarios más importantes de la mesoterapia son marcas negras y azules (moratones), sensación de ardor de 20 minutos, el dolor de leve a moderado durante 1-5 días, y (como con cualquier inyección) un ligero riesgo de infección. Todos los pacientes vuelven al trabajo el mismo día.

Antes de elegir un mesoterapeuta cualificado, por favor consulte a todos los médicos que conozcas o que te hayan recomendado. Debido a la creciente popularidad de la mesoterapia, algunos médicos están recibiendo una formación inadecuada y rápida y no logran resultados óptimos para sus pacientes. Por favor seleccione sólo el mesoterapeuta más cualificado y mejor entrenado.

3.8 Efectos Secundarios de la Mesoterapia

Para los pacientes que se someten a la mesoterapia, los efectos secundarios son mínimos. A algunos pacientes que tienen un umbral bajo para el dolor se les puede administrar un anestésico tópico antes del tratamiento, pero la mayoría de los pacientes encuentran que las inyecciones simplemente son ligeramente incómodas.

Algunos pacientes sienten una leve quemazón después de la inyección porque el compuesto comienza a disolver la grasa, pero esto no dura mucho tiempo y no es común en todos los pacientes. Otro de los efectos secundarios de la mesoterapia es que puede producir entumecimiento en ciertas áreas pero desaparecerá en pocos días o un par de semanas.

Los efectos secundarios más comunes de la mesoterapia son moratones e hinchazón en el sitio de la inyección. La picazón leve dura sólo unas horas después del tratamiento. La decoloración temporal de la piel también puede ocurrir y se resolverá por sí sola.

También es totalmente posible que aparezcan cicatrices en el lugar de la inyección donde se ha realizado el tratamiento de mesoterapia. Además, el sitio de la inyección también pueden sufrir los efectos en la pigmentación de la piel e incluso la posibilidad de una úlcera. Aunque hoy en día la posibilidad de que esto ocurra es mínima, todavía existe la posibilidad de las agujas no hayan sido esterilizadas adecuadamente y den como resultado una infección que puede ser grave.

Es muy importante que te asegures de que tu mesoterapeuta está certificado para cubrir el procedimiento de mesoterapia y que tiene mucha experiencia con el procedimiento. También puedes pedir una prueba de alergia antes del procedimiento ya que puede haber una pequeña posibilidad de una reacción alérgica a algunos de los medicamentos que se inyectan. Asegúrate de hacer todas las preguntas antes de someterte al procedimiento y asegurarte de entender completamente los tipos de complicaciones y riesgos asociados con el tratamiento de mesoterapia.

Cómo eliminar los hematomas

El efecto secundario más común en la mesoterapia son los moratones en los lugares de inyección. Muchos médicos recomiendan cremas de uso tópico o el suplemento Arnica Montana para disminuir estos hematomas. Además, se puede recomendar a los pacientes usar ropa holgada y evitar el ejercicio vigoroso durante un día después de su tratamiento para permitir que se eliminen correctamente los moratones. Dado que los pacientes no pueden someterse a otra sesión hasta que todos los hematomas se curen, es importante que siga las instrucciones de su médico.

Cómo eliminar la hinchazón

Otro de los riesgos de la mesoterapia es una ligera hinchazón. Esto es común en el lugar de la inyección, que forma pequeños bultos y que en ocasiones puede llegar a ser algo doloroso. La hinchazón de la mesoterapia es leve y sólo durará un día o dos. Es decir, se elimina por sí sola, no es necesario hacer nada más. Si ves que pasados 3 días no desaparece, consulta con tu médico.

3.9 Cómo reducir las arrugas con la Mesoterapia

Las arrugas son causadas por la exposición al sol, edad y el estrés. Su piel se cae, se dobla en las líneas profundas o se empieza a secar y endurecer.

La mesoterapia es un procedimiento cosmético que promueve la producción de colágeno. Su piel se vuelve más tensa y suave. Hay una notable diferencia de inmediato y se vuelve más pronunciada con el tiempo.

La mesoterapia es un método probado para reducir las arrugas.

Cómo la mesoterapia ayuda a eliminar las arrugas

Algunos puntos a tener en cuenta:

- Lee sobre la historia de la eficacia de la reducción de las arrugas de la mesoterapia. Hay varias fuentes de donde puede sacar la información. También puedes pedir a los cirujanos estéticos que te envíen folletos con información sobre la mesoterapia.

- Debes saber que el cóctel de vitaminas y minerales se inyecta en la piel para mejorar la elasticidad. Este cóctel promueve el crecimiento de nuevo colágeno, y endurece la piel flácida.

- Programa una consulta con un médico que realice la mesoterapia. Asegúrate de que tiene credenciales y calificaciones. Elige un médico que tenga experiencia en la realización de mesoterapia.

- Habla de tus arrugas. Averigua si su reducción es una posibilidad y si sus expectativas son realistas. Asegúrate de que te dan un plan de tratamiento. Puedes darte varias sesiones de mesoterapia en un tratamiento.

- Las inyecciones se pueden hacer en sólo 15 minutos. No es necesaria la utilización de vendajes o envolturas, para que puedas volver a tu vida diaria.

- Mantén tu piel suave utilizando una crema antiarrugas cada día. Pregúntale al cirujano plástico qué tipo de crema te recomienda.

Consejos y advertencias

Si tienes arrugas profundas que quieres eliminar, tendrás que darte varios tratamientos de mesoterapia cada año.

A medida que pase el tiempo y vuelvan a aparecer arrugas es probable que quieras darte un retoque.

No te preocupes por los moratones que te aparezcan, desaparecerán en pocos días y no tienen la más mínima importancia.

3.10 Procedimiento de la Mesoterapia

El Dr. Michael Pistor fue el padre fundador de la mesoterapia. En su estudio se refería al tratamiento como medicina quirúrgica, es decir, los medicamentos se inyectan directamente en la piel en el sitio de la patología o área del problema. Para tratar la celulitis, los medicamentos se inyectan en la piel y la grasa. Durante el tratamiento de la celulitis en las piernas, los medicamentos se inyectan en las nalgas y en las rodillas, incluyendo la parte delantera, trasera y laterales de los muslos.

La mesoterapia introduce cantidades microscópicas de medicamentos homeopáticos, productos farmacéuticos tradicionales, vitaminas, minerales y aminoácidos en la piel para tratar una variedad de afecciones. Todos los medicamentos son seleccionados para la condición específica a tratar. Por ejemplo, el medicamento enfisema Aminophyilline se utiliza para tratar la celulitis, porque se ha demostrado que puede descomponer la grasa, como hace también el Isoproternol. Ambos medicamentos funcionan para lograr el mismo objetivo de diferentes maneras, por lo que los medicamentos se combinan a menudo.

Las agujas utilizadas en mesoterapia son muy cortas y delgadas. Para una piel blanca, se recomienda una aguja de 4 mm y para la piel y negra, una aguja de 6 mm. Así el médico puede insertar los medicamentos a la profundidad correcta. Por definición, cualquier medicamento que se inyecta en la piel, la grasa o tejidos de mesodermo (capa media de la piel) se considera Mesoterapia.

Las ventajas de la inyección de un medicamento en la piel incluyen la eliminación de los efectos secundarios y contraindicaciones. La intolerancia a un medicamento es a menudo provocada por factores como la dosis y la capacidad del cuerpo para descomponer y excretar el producto. En muchos casos, ex-pacientes intolerantes pueden tolerar un medicamento en forma de mesoterapia.

Como se discutió en la cura la celulitis, una vez que el medicamento se introduce, el cuerpo es estimulado para curarse a sí mismo. Y debido a que las zonas de destino son alcanzadas directamente, son necesarias pequeñas cantidades de medicamentos y los efectos de la mesoterapia son instantáneos. Las micro-inyecciones son relativamente indoloras y los posibles efectos secundarios de la mesoterapia se limita a:

- Hinchazón leve que puede durar 1-5 días (esto puede variar en algunos pacientes).

- Pequeño dolor que puede durar varios días.

- Pequeña decoloración de la piel, que se resuelve por sí sola. Puede ser tratada con peelings químicos para eliminarla de forma rápida.

- Pequeño riesgo de infección (puede ocurrir siempre que se administra una inyección).

El tratamiento de la Mesoterapia

Antes de una sesión de mesoterapia, el médico identificará y marcarán las zonas a tratar. Una vez que el área es designada, el sitio se limpia con alcohol, y el paciente se coloca en la mesa de tratamiento. Seguidamente se administran las micro-inyecciones.

En el tratamiento de la celulitis, la cartografía es muy importante, ya que la mayoría de la celulitis desaparecerá cuando se está acostado. Esto hace difícil para el médico saber con exactitud dónde tratar.

Nota: Muchos mesoterapeutas no cualificados pueden dejar pasar este paso porque no estaban debidamente capacitados. La evaluación es esencial para el tratamiento de la celulitis con mesoterapia.

3.11 Protocolo de la Mesoterapia

El protocolo de la mesoterapia es un procedimiento cosmético que inyecta la medicina en la grasa subcutánea, justo debajo de la piel exterior. Se puede utilizar para eliminar la celulitis, rejuvenecer la piel y ayudar a modelar el aspecto general del cuerpo.

Consulta

Es obligatoria realizar una primera consulta antes de cualquier tratamiento de mesoterapia. Durante la consulta se administrarán pequeñas inyecciones para poner a prueba las reacciones alérgicas. De este modo se sabrá si el tratamiento te hará alguna reacción.

Protocolos Individuales

Se utilizan diferentes protocolos para los diferentes tipos de tratamiento de mesoterapia. La medicina que se inyecta y las dosis dependen de qué parte del cuerpo está siendo tratada y para qué condición. La mezcla de medicamentos, vitaminas y minerales que se inyecta también depende de la elección de cada médico. Variarán en función de lo que considere más oportuno para tu caso.

Frecuencia de las sesiones de mesoterapia

Al principio los médicos te administrarán inyecciones de mesoterapia una vez por semana. Cuando el paciente muestra mejoría, la frecuencia puede reducirse a dos veces por semana o una vez al mes. Según se consigan los resultados esperados, las inyecciones podrían cesar completamente con el tiempo.

Restricciones

Los médicos recomiendan a los pacientes de mesoterapia evitar darse duchas calientes o usar productos para la piel durante unas pocas horas después de cada tratamiento. El uso de estimulantes como la cafeína antes de un tratamiento también está prohibido.

3.12 Rejuvenecimiento con Mesoterapia

La mesoterapia es una alternativa segura y natural, de igual modo que los procedimientos que siguen los cosméticos invasivos. El proceso de Mesolift proporciona vitaminas, minerales y aminoácidos directamente en la piel para alimentarla, rejuvenecerla, promover la producción de colágeno y elastina, y estimular el metabolismo. A medida que la piel envejece, disminuye la circulación, y la consiguiente reducción de oxígeno y nutrientes. Esto dificulta la capacidad del cuerpo para eliminar toxinas. Esto es lo que impulsa el envejecimiento prematuro de la piel y hace que el desarrollo de un aspecto ceniciento.

Después del tratamiento, los pacientes suelen describir su piel como descansada, radiante, brillante y firme. La mesoterapia se puede utilizar como complemento o como una alternativa al láser o a otros tratamientos anti-envejecimiento como el *botox*, *antiaging*, antioxidantes, cremas de uso tópico y estiramientos faciales.

La mesoterapia es un tratamiento altamente efectivo rejuvenecedor. El procedimiento puede ser utilizado para tonificar y estirar la piel flácida en el cuello, piernas, abdomen, brazos y manos. En Europa, las mujeres suelen iniciar los tratamientos en sus treinta años, pero la mesoterapia puede ser de utilidad en cualquier etapa de la vida de una mujer.

Como has podido leer sobre estas líneas, la mesoterapia como método de rejuvenecimiento es una alternativa clara y un método seguro con el que podrás evitar métodos invasivos. No necesitas entrar en quirófano y por lo general las sesiones son de corta duración. Después del tratamiento puedes volver a casa enseguida sin necesidad de descansar; puedes continuar con tu vida con normalidad.

Las vitaminas, minerales, aminoácidos y medicamentos que se introducen en la piel mediante la mesoterapia son la clave esencial para volver a verte joven. Conseguir un rostro renovado es sencillo con este tratamiento.

3.13 Preguntas Frecuentes sobre Mesoterapia

¿Qué es la mesoterapia?

La mesoterapia es una especialidad médica que implica la inyección de cantidades microscópicas de extractos naturales, agentes homeopáticos, medicamentos y vitaminas en la piel. Se puede utilizar para eliminar la celulitis, la pérdida de peso, el tratamiento de envejecimiento de la piel y el exceso de piel (flacidez), y rejuvenecer las manos y el cuello.

¿Cuáles son los beneficios de la mesoterapia en las técnicas quirúrgicas como la liposucción?

La liposucción no es un tratamiento para la celulitis. De hecho, la liposucción a menudo causa que la celulitis ya existente se vea más prominente. La mesoterapia trata directamente la celulitis, consiguiendo una piel más lisa y reduciendo la grasa en determinadas zonas. Los depósitos de grasa se eliminan del cuerpo, y no vuelven a aparecer en otras áreas, algo que a menudo ocurre después de la liposucción. La mesoterapia no requiere hospitalización, anestesia general o tiempo de inactividad.

¿Qué condiciones cosméticas puede tratar la mesoterapia?

A pesar de que la mesoterapia se utiliza para tratar un amplio espectro de lesiones, enfermedades y condiciones médicas, también se emplea para tratar condiciones cosméticas, incluyendo el acné, celulitis, estrías, cicatrices y arrugas. También se puede utilizar para reducir la grasa y el contorno.

¿Cómo puede la mesoterapia reducir o eliminar la celulitis y la grasa?

La mesoterapia trata a tres factores que intervienen en la formación de celulitis. El médico crea una fórmula específica para reducir la grasa de la celulitis, mejorar la circulación deteriorada y romper el tejido conectivo dañado. Este modo suaviza la superficie de la piel. La mesoterapia puede tratar la celulitis en cualquier parte del cuerpo.

¿Cuáles son los tratamientos antienvejecimiento que utiliza la mesoterapia?

Utiliza inyecciones subdérmicas de vitaminas que rejuvenecen las células, haciéndolas más activas. De este modo estimulan la producción de colágeno y elastina. Puedes empezar tratamientos anti-edad desde los veinticinco años para prevenir la formación de arrugas. Los tratamientos para la cara, cuello, brazos y manos se recomiendan varias veces al año.

¿Cómo puede la mesoterapia promover la pérdida de peso y reducir la grasa en ciertos puntos?

La fórmula personalizada evita que las células de almacenen grasa y ayuda a descomponer las células grasas existentes. Sus objetivos son la reducción de papada, michelines y cualquier otra área que muestre las bolsas de grasa.

¿Qué puedo esperar durante mi consulta y citas de seguimiento?

Su primera visita con el médico será una consulta mesoterapia. Después de llenar una serie de formularios, el médico revisará su historial médico y le dará una explicación más profunda de lo que es la mesoterapia. Él se ocupará de cualquiera de sus preocupaciones.

Después de esto, te tomarán fotos (para los registros médicos solamente) que sirven para medir tu progreso con la mesoterapia. Periódicamente se toman imágenes para hacer un seguimiento y descubrir cuánto mejoras.

Es posible que también te pongan dos inyecciones pequeñas que se utilizan para las pruebas de alergia.

¿Cuándo veré los resultados?

Los resultados varían dependiendo de tu tipo de cuerpo, tu condición física y de qué parte del cuerpo se está tratando. Como media, los pacientes notan una mejora visible en dos o tres sesiones. En algunas ocasiones, los pacientes ven resultados después de la primera sesión.

¿Cuánto duran los resultados?

Los resultados son duraderos, especialmente cuando se combina con ejercicio y una dieta adecuada. Sin embargo, no se puede detener el envejecimiento natural que afecta a su apariencia. Por esta razón, recomendamos las visitas regulares de mantenimiento.

¿Son los tratamientos dolorosos?

Es posible que sientas una ligera sensación de aplastamiento o quemazón cuando las inyecciones se administran. Sin embargo, en ocasiones se puede utilizar un anestésico tópico que hace que el tratamiento sea prácticamente indoloro.

¿Hay algún efecto secundario?

Un efecto secundario común de la mesoterapia son lo moratones, que generalmente se eliminan en una semana. Para acelerar el proceso de cicatrización, se recomienda utilizar el suplemento de árnica homeopática que se toma por vía oral o se aplica en la piel diariamente. Los pacientes pueden experimentar dolor temporal. Esto disminuirá el plazo de 24-48 horas.

¿Hay alguna restricción?

Las restricciones varían, dependiendo de si padeces alguna enfermedad. Se discuten estos con cada paciente antes de iniciar los tratamientos. En general, a los pacientes se les aconseja no usar maquillaje durante al menos 4 horas después de los tratamientos faciales, no tomar duchas de agua caliente durante al menos 6 a 8 horas. Se recomienda a los pacientes que tomen una comida rica en proteínas, y evitar la cafeína u otros estimulantes antes del tratamiento.

¿Cuánto cuesta la mesoterapia?

El precio varía según el médico y la ubicación geográfica. Además, el coste total depende de la naturaleza de la dolencia y el número de sesiones necesarias para alcanzar los resultados deseados. Antes de su primer período de sesiones, recibirá un plan de tratamiento que describe los costes previstos.

¿Quién puede realizar tratamientos de mesoterapia?

No todos los mesoterapeutas son iguales. La mesoterapia debe ser realizada por un médico. Una enfermera o asistente médico no debe administrar tratamientos de mesoterapia sin que el médico esté presente. Los pacientes deben buscar un mesoterapeuta capacitado. Ten cuidado con las afirmaciones falsas o engañosas, y aléjate de los profesionales no acreditados. Si estás pensando en realizarte un tratamiento de mesoterapia, pregunte a su médico para obtener una lista de los medicamentos que se utilizarán, y verifica que la persona ha recibido una formación adecuada.

¿Existe algún riesgo si realizo ejercicios en plataforma vibratoria y posteriormente acudo a una clínica para realizarme una sesión de Mesoterapia?

El entrenamiento con plataforma vibratoria te ayudará a mantenerte en forma, fortalecer músculos y tonificar tu cuerpo. Es un tipo de entrenamiento que se combina muy bien con sesiones de mesoterapia.

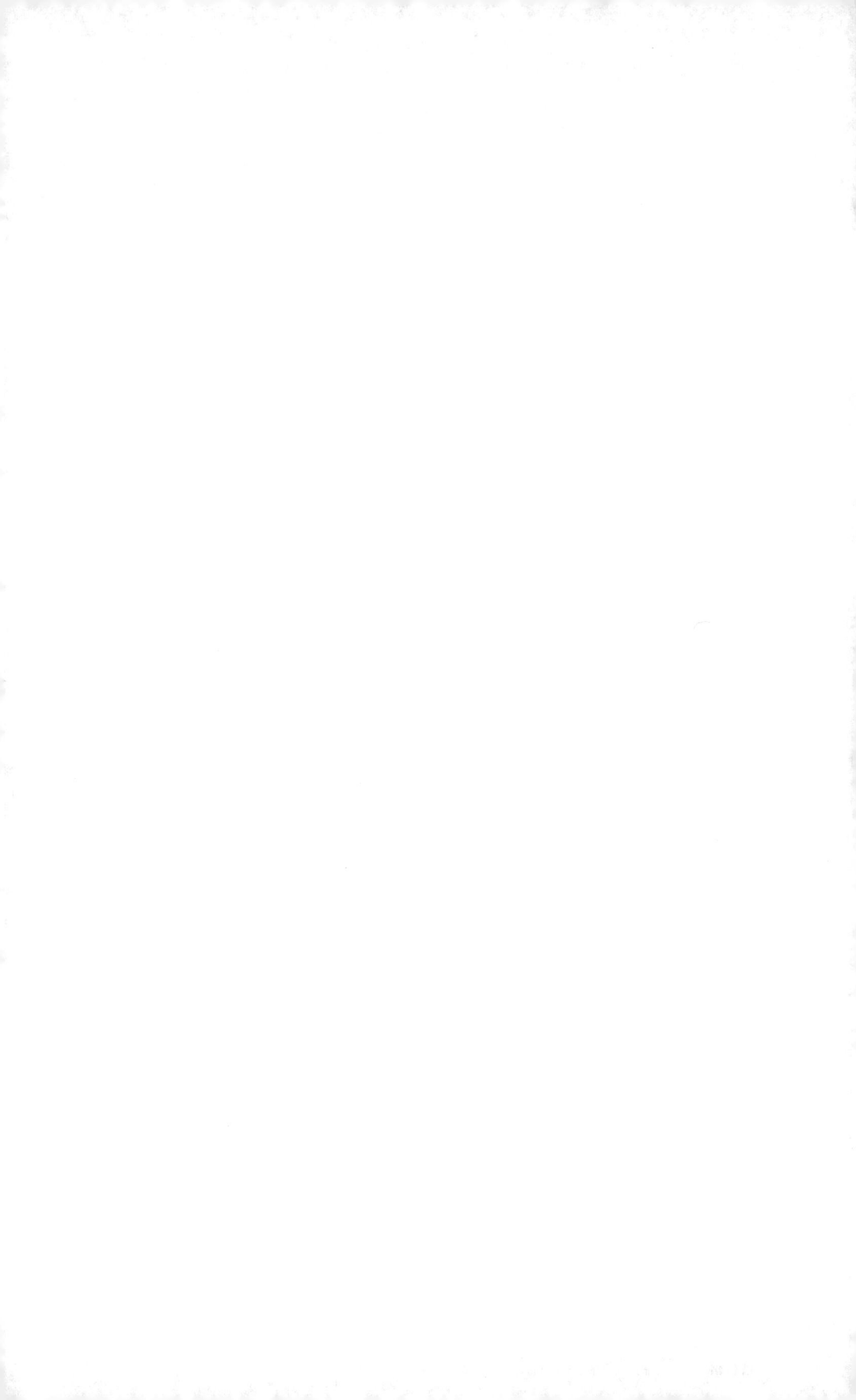